AF619851

CONSIDÉRATIONS

SUR

L'INFLUENCE DE L'ALCOOL

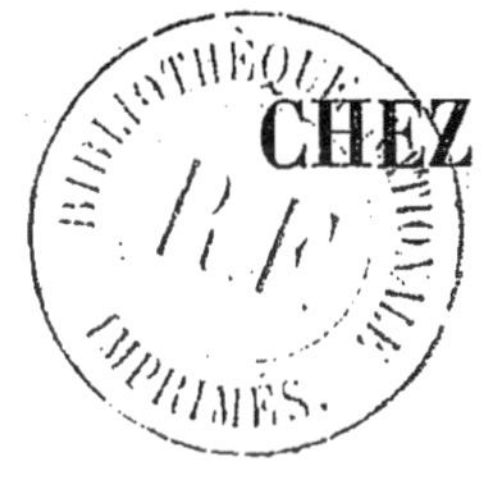

CHEZ LES ARTHRITIQUES

PAR

Camille CHEVASSUS

DOCTEUR EN MÉDECINE DE LA FACULTÉ DE PARIS

PARIS
IMPRIMERIE DES ÉCOLES
HENRI JOUVE
23, rue Racine, 23
1886

A LA MÉMOIRE DE MA MÈRE

A MA FEMME

A MON FRERE LE DOCTEUR V. CHEVASSUS

A MA TANTE Mlle LOUISE MERMET

A M. LE DOCTEUR LÉON LABBÉ

Chirurgien de l'hôpital Beaujon
Membre de l'Académie de médecine
Officier de la Légion d'Honneur

A MA FAMILLE

A MES MAITRES DANS LES HOPITAUX

MM. FERNET, LANDOUZY, DESNOS, PEYROT,
SIREDEY, PAJOT, TILLAUX.

A MES AMIS

A MON PRÉSIDENT DE THÈSE

M. LE PROFESSEUR LABOULBÈNE

Médecin de l'hôpital la Charité
Membre de l'Académie de médecine
Officier de la Légion d'Honneur

CONSIDÉRATIONS

SUR

L'INFLUENCE DE L'ALCOOL

CHEZ LES ARTHRITIQUES

AVANT-PROPOS

Tout a été écrit sur l'alcool, tant au point de vue physiologique qu'au point de vue pathologique ; tout a été écrit sur l'arthritisme ; presque rien, du moins aucun travail d'ensemble, sur leurs rapports, sur leur influence réciproque.

Allons-nous combler le vide ? Loin de nous cette prétention ; il faudrait, pour traiter complètement un sujet d'une nature si vaste, si élevée, touchant de si près aux questions les plus hautes, les plus difficiles de la pathologie générale, une voix plus autorisée, une plume plus exercée.

Nous avons intitulé notre travail : « *Contribution à l'étude de l'alcool dans ses rapports avec l'arthritisme* », et notre titre n'est pas, ne doit pas être regardé comme banal. Nous avons simplement exposé dans notre thèse le résultat de nos observations, ayant réellement, depuis deux ans, observé dans les hôpitaux tout ce qui touche à notre sujet.

Nous nous sommes continuellement appuyé sur l'autorité de nos maîtres, sachant bien que, sans eux, l'observation même nous eût été difficile : pour observer il faut déjà savoir. Enfin notre thèse étant surtout une thèse d'observation, nous avons évité, en général, tout ce qui touche aux théories physiologiques, sans les dédaigner complètement. Une thèse sur le même sujet, toujours basée sur la physiologie, pouvait être traitée, nous le savons ; notre but a été plus modeste.

Il n'y a pas d'alcoolisme essentiel, il y a toujours alcoolisme sur un tempérament et les manifestations de l'alcoolisme sont surtout influencées par ce tempérament. Lancereaux, Lasègue, décrivent chez nous des formes différentes de celles observées par Magnus Hüs, en Suède. L'alcoolisme, chez le tuberculeux et chez le nerveux, chez l'épileptique, n'est pas le même. L'alcool n'est pas supporté de la même façon par l'homme blond et par l'homme brun. L'excitation qu'il produit, les symptômes et l'ivresse diffèrent suivant les individus. Chez les arthritiques spécialement, l'alcool agit tout différemment que chez les autres individus.

Nous parlerons, simplement, de l'alcool chez les arthritiques ; ce sujet ne nous a été présenté par personne. C'est une raison pour que nous le traitions plus modestement ; du reste, nous aurons toujours présente à la mémoire, ce qui nous rendra plus modeste encore, la parole du maître vénéré, le professeur Lasègue : « De quelque côté qu'on l'envisage, la question de l'alcoolisme est une des plus hautes qu'on puisse concevoir, et chaque fois qu'on touche à un seul des problèmes qu'elle soulève, on est entraîné au-delà des limites qu'on s'était posées, ou honteux d'aborder un si petit point de doctrine à côté de ceux qu'on laisse en dehors. » (Lasègue, *Alcoolisme aigu*. Archives générales de médecine, 1860).

En finissant, qu'il nous soit permis d'exprimer hautement l'expression de notre reconnaissance à nos maîtres dans les hôpitaux, à MM. Fernet, Tillaux, Landouzy, Pajot, Peyrot, Siredey, Desnos et surtout à M. le Dr Léon Labbé, pour les sages conseils qu'il nous a toujours prodigués, pour la bienveillance qu'il nous a toujours témoignée.

DIVISION DU SUJET

Nous diviserons notre travail en trois parties :

Dans la première, nous traiterons de l'influence de l'alcool pris à doses modérées, sur les arthritiques.

Dans la deuxième, nous parlerons de l'influence de l'alcool pris à doses immodérées, sur les mêmes individus.

La troisième partie sera consacrée à l'alcoolisme, véritable diathèse, se superposant chez le même individu à la diathèse arthritique.

Mais avant tout, nous croyons devoir dire ce que nous entendons par arthritisme, par alcool, alcoolisme, définitions auxquelles nous consacrerons les premières pages de notre thèse.

DÉFINITIONS

QU'ENTENDONS-NOUS PAR ARTHRITISME ?

Avec M. Pidoux, nous regardons la goutte et le rhumatisme comme les branches d'un même arbre, qui serait l'arthritisme. Comme M. Besnier, nous voyons dans l'arthritisme une prédisposition en vertu de laquelle certains individus deviendront rhumatisants ou goutteux selon les circonstances auxquelles ils seront soumis, sans qu'il soit bien aisé de déterminer s'ils inclinent ou s'ils inclineront du côté de la goutte ou du rhumatisme.

D'un goutteux, naît un rhumatisant ; d'un rhumatisant, naît un goutteux. Des deux fils, soit d'un rhumatisant, soit d'un goutteux, l'un est rhumatisant, l'autre est goutteux.

Nous nous refusons à reconnaître dans la goutte et le rhumatisme deux espèces nosologiques spéciales : l'une et l'autre ne sont que des déguisements, des façons de se montrer de l'arthritisme. Qu'invoque-t-on pour faire de la goutte une espèce nosologique spéciale ? Le tophus, l'acide urique. Nous préférerions généraliser davantage, prendre comme lien du rhumatisme et de la goutte, la tendance à l'artério-sclérose.

Aujourd'hui, en effet, arthritisme et artério-sclérose, ou plutôt tendance à l'artério-sclérose, sont presque confondus par beaucoup de médecins. Cela est venu avec les progrès de l'anatomie pathologique ; ce serait là une des conquêtes du microscope.

Au tophus articulaire qui distinguait la goutte, on tend à substituer le tophus circulatoire, qui réunirait la goutte et le rhumatisme. Mais si fréquemment que nous la trouvions dominant, préparant, engendrant les diverses manifestations de la diathèse arthritique, l'artério-sclérose ne saurait être prise par nous pour l'arthritisme lui-même.

On peut être arthritique sans artério-sclérose. Celle-ci n'est le plus souvent que l'aboutissant de la diathèse arthritique. Il est d'autres lésions, d'autres accidents de l'arthritisme que nos connaissances anatomiques ne nous permettent pas encore de rattacher directement à l'artério-sclérose ; telles sont l'obésité, les migraines, certaines éruptions cutanées, etc., etc. Pour l'explication de ces divers symptômes, nous invoquons la tendance aux congestions, une déviation nutritive.

Nous prenons l'arthritisme en bloc, tel qu'on nous l'a appris, tel que nous l'avons défini dans les premières lignes de ce paragraphe, et sans nous attarder plus longtemps aux études théoriques, nous passons au côté clinique, le seul qui doive nous occuper.

Mais nous avons dit que nous exprimerions ce que nous entendons par alcool, alcoolisme.

QU'ENTENDONS-NOUS PAR ALCOOL ?

Parlons-nous d'un alcool en particulier ?

Nous savons qu'il existe plusieurs sortes d'alcool, que

l'alcool a plus ou moins de degrés, qu'il est plus ou moins dilué, qu'il se trouve mélangé à des substances aromatiques, que ces substances ont souvent, par elles-mêmes, un effet toxique particulier, tant du côté du système nerveux que du côté du tube digestif, des voies respiratoires, etc.

Nous savons que l'alcool de betteraves, que l'alcool de pommes de terre, que l'alcool de maïs, est bien inférieur, au point de vue de la santé, à l'alcool de vin. Nous n'ignorons pas la belle communication faite à l'Académie de médecine, par M. Lancereaux, tout dernièrement encore, sur ce sujet.

Eh bien ! l'alcool pour nous, dans ce travail, c'est toute boisson contenant de l'alcool, vin, bière, rhum, cognac, bitter, etc., sans que nous préjugions rien ni de sa qualité, ni de sa densité, ni des substances auxquelles elle est mêlée.

QU'ENTENDONS-NOUS PAR ALCOOLISME ?

L'alcoolisme est une diathèse. Nous y insistons et nous tenons à justifier notre expression.

L'alcoolisme est une diathèse acquise par l'individu lui-même, une maladie à évolution ordinairement lente et progressive, causée par l'abus prolongé des boissons spiritueuses, un état de déchéance de l'organisme, mettant l'individu atteint dans une infériorité marquée au dessous de l'homme sain pour supporter les duretés de la vie, les accidents. L'alcoolique est un vieillard jeune, comme dit M. Peter. Qu'une condition particulière se présente soit dans son milieu habituel, soit à l'extérieur, qui laisserait un autre intact, l'alcoolique pourra être attaqué ; qu'il soit soumis à un refroidissement, plus facilement qu'un autre, il prendra une pneumonie, alors que cet autre aurait une pneumonie franche de la base, lui, aura la pneumonie des débilités, des vieillards, la pneumonie du sommet.

Son cal, s'il se fait une fracture, se formera dans un plus long espace de temps.

La fièvre traumatique qui accompagne toute opération, sera chez lui plus forte, plus élevée ; ce pourra être le coup de fouet donné à la diathèse, coup de fouet sous lequel on pourra voir celle-ci produire ses symptômes les plus violents, alors qu'elle semblait depuis longtemps éteinte.

Dire diathèse, c'est dire état persistant. L'alcoolisme n'offre-t-il pas aussi cette condition ? A la vérité, il pourra s'amender, disparaître même sous l'influence de la cessation progressive des habitudes qui l'ont engendré ; qu'importe, si les lésions sont déjà faites, si l'athérome a déjà envahi les artères ! Il aura laissé de lui-même une signature qui vaudra sa présence et fera assez reconnaître son passage.

Et puis les autres diathèses ne peuvent-elles pas, elles aussi, être tenues en respect à l'aide d'une hygiène, d'un régime, d'une médication bien entendus ?

Du reste « il ne faudrait pas induire, dit Lancereaux, que la cessation de l'habitude alcoolique puisse préserver nécessairement des récidives ; quelques auteurs ont pu constater l'apparition de ces accidents chez des personnes devenues sobres ; M. Leroy de Méricourt nous a dit l'avoir plusieurs fois observé chez des individus qui étaient depuis plusieurs années au bagne de Brest ; nous avons pu nous-même vérifier l'exactitude de ce fait chez une femme qui depuis deux ans avait mis fin à des habitudes d'absinthe ».

Enfin troisième condition nécessaire pour définir la diathèse : l'alcoolisme est héréditaire. Non que l'alcoolisme se transmette en bloc à la descendance ; mais il crée chez les enfants de l'alcoolique une prédisposition morbide frappant le système nerveux, engendrant les diverses formes de manie, l'épilepsie, l'hystérie, engendrant l'alcoolisme lui-même, en ce sens que les fils d'alcoolique sont souvent poussés à l'abus dés liqueurs alcooliques, etc. Etre fils d'alcoolique, cela constitue une tare.

L'alcoolisme est donc bien une diathèse :

1° Il constitue un tempérament morbide ;

2° Il constitue un état persistant ;

3° Il attaque la descendance.

PREMIÈRE PARTIE

Action de l'alcool à doses modérées.— Son influence comparée chez les arthritiques et les autres individus.

Pris à dose modérée, suffisamment dilué et ingéré alors que l'estomac n'est pas en état complet de vacuité, l'alcool exerce une influence heureuse sur la santé de la plupart des individus.

Pris après, pendant le repas, par son contact avec la muqueuse buccale, il excite la sécrétion des glandes salivaires et aide ainsi à la digestion des matières sucrées ; puis imprégnant la muqueuse stomacale, il active la sécrétion du suc gastrique, il irrite toute la paroi : la couche musculeuse se contracte avec plus d'énergie, et, cette influence se continuant sur les diverses parties de l'intestin, l'alcool provoque ainsi une stimulation douce qui aide à la digestion.

Puis, l'alcool est absorbé, et nous ne voulons pas nous occuper ici de ce qu'il devient. Le retrouve-t-on en nature dans le sang? Ou bien se transforme-t-il en eau et en acide carbonique après avoir fourni une foule de produits intermédiaires de son oxydation? Nous ne voulons voir que son effet général.

Par lui, la circulation est activée, le pouls plus vibrant ;

les mouvements respiratoires deviennent plus fréquents ; chaque cellule nerveuse, excitée davantage par un sang plus riche en oxygène, s'éveille et travaille. La vie physiologique est accrue ; ses grandes fonctions, digestion, circulation, respiration étant émoustillées, la vie intellectuelle elle-même est augmentée.

Réellement, l'homme à cet instant semble vivre davantage ; il est au-dessus de lui-même ; il se surpasse, comme on dit. Les mots d'esprit, les anecdotes charmantes, légères, grivoises se pressent sur ses lèvres ; c'est l'heure des projets, de la confiance en soi-même et dans les autres. L'homme se sent plus fort, son œil brille davantage ; rien ne lui paraît au-dessus de son intelligence et de son courage.

Tournons la médaille. Voyons l'arthritique. Il n'a, pas plus que son ami, dédaigné faire un bon repas. Il a bu comme son ami, le même vin, le même alcool, la même dose, dans les mêmes conditions. Car l'arthritique aime le bon vin, mais le bon vin n'aime pas l'arthritique ; il lui joue des niches et de très vilaines.

Tandis qu'au dessert le sujet non arthritique tient les convives suspendus à ses lèvres, lui, le malheureux, l'arthritique est atone, muet. Il est rouge, congestionné, et le sentiment qu'il a de son état ajoute à sa gêne ; il éprouve des picotements à la figure ; il demande qu'on ouvre la fenêtre, ou bien, faisant un effort pour se lever, il va doucement, presqu'en se dissimulant s'y accouder ; il se plaint, alors que toutes les fenêtres sont ouvertes, que les autres convives grelottent, redoutent les courants d'air, de la chaleur et du manque d'oxygène. Une seule pensée, un seul désir occupent son esprit : quand va-t-on quitter la salle? C'est qu'il lui tarde, à ce pauvre arthritique, d'être libre, de pouvoir se baigner les tempes, desserrer gilet, pantalon, cravate, puis surtout de faire sa sieste!

Nous posons en principe que la plupart des jeunes gens qui font leur sieste sont des arthritiques. Ce ne sont pas des paresseux! Non! Ils auraient beau faire acte d'énergie, vouloir rester éveillés, travailler; ils ne peuvent. C'est leur gourmandise seule qu'il faut accuser. Devant un bon repas, devant de bon vin, ils n'ont pas su résister. Ils ont voulu manger, boire, comme tout le monde; mais ce qui est la dose permise, modérée, l'excitant physiologique, pour les autres, devient, pour eux, la dose exagérée.

L'arthritique est prédisposé aux congestions; l'alcool congestionne. Cela est tellement vrai que c'est presque toujours après le repas qu'on voit l'enfant se lever de table le mouchoir sur le nez pour arrêter une épistaxis; c'est très-souvent après le repas que commencent les poussées hémorroïdaires; c'est après un verre de vin ou d'alcool de plus qu'à l'ordinaire que la conjonctivite rhumatismale augmente d'intensité chez l'arthritique, etc.

Tous ces ennuis, ces malheurs après boire devraient être, pour les arthritiques, un avertissement. Beaucoup, en effet, s'arrêtent. Mais combien négligent cet avertissement!

Car ce sont presque toujours des gourmands, ces bons arthritiques! Il semblerait qu'en même temps ils ont hérité et de l'arthritisme, trop souvent produit par l'alcoolisme, et de la gourmandise, nécessaire pour maintenir en bon état l'héritage, pour ne pas le laisser perdre.

M. Lancereaux (c'est là une de ses digressions

favorites au lit du malade), dit que les arthritiques ne deviennent pas alcooliques parce qu'ils ne peuvent pas boire. Quelques-uns, les gens intelligents, et encore. Mais tous les arthritiques se contentent-ils d'eau rougie? L'ouvrier, si arthritique qu'il soit, refuse-t-il le verre de vin offert? Ne met-il pas sa délicatesse à le rendre? N'aurait-il pas honte de s'avouer incapable de boire, devant les camarades et le marchand de vin? Le goutteux, ce gourmand, ne boit-il pas souvent malgré l'attaque qui le guette pour la nuit prochaine?

Oui, souvent, l'arthritique boit comme tout le monde, quand il ne boit pas davantage ; pour lui, c'est toujours trop. Nous admettons qu'étant donnée la difficulté si fréquente avec laquelle il supporte les grandes libations, l'arthritique s'enivre rarement. Mais, est-ce ainsi qu'on s'alcoolise? Le véritable alcoolique, dit Lasègue, c'est celui qui ne supporte pas l'alcool. « Pour arriver, dit-il, à l'intoxication chronique, il faut boire peu et souvent soit à jeun, soit dans l'intervalle des repas. ». « Les vrais alcooliques sont les buveurs de vin ». « Un sujet qui boit beaucoup à la fois tombe dans l'ivresse, état pathologique bien différent de l'alcoolisme qui n'y conduit jamais, à un tel point qu'on peut dire : « L'alcoolique est un homme qui ne s'enivre pas. »

Maintenant, il nous faudrait citer des observations. Comment transporter dans une thèse des observations de la vie des malades en dehors de l'hôpital? Et puis, des observations ajouteraient-elles quelque chose à notre chapitre? A l'hôpital pourtant, nous avons interrogé tous les arthritiques que nous avons rencontrés depuis quelque temps. Presque tous avouent qu'ils boivent, mais que l'alcool leur fait mal, qu'après le repas ils sont lourds, congestionnés, qu'ils ont envie de dormir.

A défaut d'observations, nous ne saurions mieux faire que citer nos maîtres et surtout M. Besnier qui regarde cette intolérance de l'alcool comme un des bons signes de la prédisposition arthritique. « Beaucoup d'individus, dit-il, dont l'hérédité est négative, douteuse, ou reste inconnue, ont cependant la prédisposition héréditaire manifeste, et présentent, longtemps avant l'apparition des arthrites, les manifestations jusque là inconnues de l'arthritisme : migraines, dyspepsie gastro-intestinale rebelle et chronique etc.; beaucoup d'entre eux ne peuvent maintenir leur santé habituelle qu'à la condition de vivre avec sobriété, sobriété obligatoire pour plusieurs qui s'en plaignent amèrement. Cette condition rencontrée chez un sujet, d'ailleurs bien portant et vigoureux, est pour nous un des indices les plus positifs de l'arthritisme rhumatismal. »

SECONDE PARTIE

Action de l'alcool à dose immodérée. — L'alcoolisme aigu chez les arthritiques.

L'ivresse, chez les arthritiques, peut, ou bien :

1° Occasionner la mort (congestion, hémorrhagie cérébrale, apoplexie pulmonaire), ou bien,

2° Occasionner une lésion persistante (hémorrhagie cérébrale), ou bien,

3° Faire surgir une poussée aiguë d'arthritisme.

Dans les deux premiers cas, nous accusions une lésion vasculaire, cérébrale presque toujours. Chez les vieux arthritiques et alcooliques, en même temps nous avons l'athérome, « cette rouille de la vie, » dit M. Peter, ce tophus vasculaire, disons-nous, qui rend les vaisseaux plus friables. Cet athérome peut relever, soit de l'alcoolisme, soit de l'arthritisme. Chacune des deux diathèses y prédispose, en effet. Que l'athérome soit établi, que l'individu s'enivre, alors nous pourrons voir apparaître, soit la mort, soit une hémorrhagie cérébrale avec paralysie à la suite, etc. L'ivresse devient l'occasion, la cause déterminante. D'après les autopsies qu'on a pu faire d'hommes en état d'ivresse, on a conclu que le cerveau, le cœur, les poumons, sont les organes dont l'altération est la plus constante. « Dans la mort par l'ivresse, le cerveau, les poumons et le cœur, dit M. Devergie, sans offrir d'altération locale limitée, circonscrite, présentent au contraire un état de plénitude générale du système vasculaire, tant des vaisseaux des membranes du cerveau que des principaux troncs vasculaires veineux qui se rendent au cœur, ainsi qu'une coloration rouge brique plus ou moins foncée du tissu pulmonaire. » (Lancereaux. Art. *Alcoolisme*. Dic. Dechambre, p. 168).

Sur 7 individus qui avaient succombé en état d'ivresse, M. Tardieu a trouvé dans 2 cas une apoplexie pulmonaire ; dans 5, une hémorrhagie méningée. De ces faits, le savant professeur de médecine légale a déduit la proposition suivante : « Il est permis d'avancer que dans la mort survenue dans l'état d'ivresse, l'apoplexie pulmonaire et surtout l'apoplexie méningée sont des lésions, sinon constantes, du moins fréquentes et très caractéristiques. » « Ainsi, dit M. Lancereaux, la congestion et les hémorrhagies des méninges, ou même du cerveau, peuvent être la conséquence de l'intoxication alcoolique aiguë. »

Nous disons et nous ajoutons qu'elles en sont d'autant plus facilement la conséquence, que l'individu est goutteux, athéromateux, de par sa goutte et son alcoolisme.

Observation I

Recueillie chez M. Siredey, pendant notre externat à l'hôpital Lariboisière.

J. B. T..., âgé de 40 ans, ébéniste, est amené le 10 avril 1884, salle Saint-Jérôme, n° 34. Sa femme qui l'accompagne raconte que ses amis l'ont ramené, il y a deux heures, chez lui. A la suite de nombreuses libations, il avait perdu tout à coup connaissance et était tombé comme mort chez le marchand de vins. Le père du malade a eu plusieurs attaques de goutte; il est d'un caractère violent et très emporté. Ses enfants ne diffèrent pas du père, sous ce rapport. « Mon mari s'emporte comme une soupe au lait, dit la femme, même à jeun. » Deux attaques de rhumatisme, l'une à 27, l'autre à 35 ans. Tremblements des mains, de la langue, cauchemars professionnels, plus grande irritabilité encore depuis quelque temps; souvent bredouillement, surtout le matin à jeun. Il ne peut travailler qu'après avoir bu un verre d'eau-de-vie; alors seulement il ne tremble pas. Eczéma à la jambe droite, presque chaque année, disparaissant facilement. Hémorrhoïdes. Embonpoint, malgré, dit la femme, que depuis longtemps il ne mange presque plus. Couperose.

État actuel. — Le malade est absolument étranger au monde extérieur; son regard est fixe, sans expression; il n'entend, ne voit et ne veut rien. Il ne fait aucun mouvement; il est abandonné dans son lit, dans le décubitus dorsal; tous les muscles sont dans un état de résolution complète.

Quand on soulève les bras, on voit le droit retomber lourdement, d'un trait, comme une masse inerte. Le gauche, au contraire, ne retombe que plus lentement.

La jambe droite est rectiligne, abandonnée, absolument immobile; la gauche, légèrement fléchie, est le siège de quelques mouvements automatiques.

A la face, les traits sont tirés à gauche, le malade fume la pipe.

La sensibilité paraît atteinte comme la motilité; le malade ne sent rien; il ne réagit pas quand on le pique dans un point quelconque du corps.

Les mouvements réflexes sont tous abolis. Le malade urine et défèque sous lui.

Le 12 avril. — Mort.

Autopsie. — Au cerveau, les méninges sont congestionnées; il se dégage une odeur alcoolique manifeste. La substance cérébrale est parsemée de points rouges; hémorrhagies capillaires visibles à l'œil nu, à trois endroits. Foyer d'hémorrhagie, de la grosseur d'un haricot, à parois déchiquetées au niveau de l'artère lenticulo-striée.

Les poumons sont congestionnés, et, plus encore que le cerveau, laissent échapper une odeur alcoolique.

Au cœur, insuffisance et rétrécissement aortique; concrétions calcaires sur la tunique interne de toute la crosse de l'aorte principalement. Cœur chargé de graisse.

L'estomac, très dilaté, contient encore une bouillie à odeur alcoolique dans laquelle on ne distingue aucun vestige d'aliment solide.

Les reins et le foie présentent les signes de la dégénérescence graisseuse.

II. — L'ivresse chez un arthritique peut aussi donner lieu à une détermination aiguë de la diathèse.

Observation II

Erythème noueux à la suite de l'ivresse. — Observation prise par l'auteur dans le service de M. Siredey.

Jules V..., âgé de 35 ans, charcutier, entre le 5 mai à la salle Saint-Jérôme, n° 25.

Le père du malade est mort à l'âge de 62 ans, d'accidents cérébraux. Il était sujet à des migraines fréquentes. La mère a 60 ans et jouit d'une santé satisfaisante, troublée cependant par le retour périodique d'une névralgie sciatique dans la cuisse gauche.

Pour le malade, sa santé est habituellement bonne; mais il raconte qu'il y a cinq à six ans, il a été pris d'une agitation très grande et qu'il aurait eu des tremblements nerveux dans les membres. Ces accidents, pendant lesquels, dit-il, il ne pouvait rien faire et n'était pas à même de diriger ses affaires, ont duré six semaines. Le malade avoue, du reste, avoir toujours été un fort buveur, mais il ne s'était, affirme-t-il, jamais enivré.

Calvitie dès l'âge de 20 ans, couperose, embonpoint exagéré, hémorrhoïdes.

Le 3 mai, au soir, Jules M... dit s'être enivré pour la première fois de sa vie à l'occasion du mariage de sa sœur. La noce qui avait commencé la veille avait duré toute la journée; le soir, à onze heures, il fut obligé de quitter la table, sans rester pour la danse, lui qui pourtant aimait tant cet exercice. Il se sentait tout à fait mal à l'aise, il avait la fièvre ; il rentra chez lui avec son cousin qui raconta que toute la nuit le malade se trouva en proie à une fièvre brûlante, avec délire. La journée, le malade, plus calme, souffrit davantage, il sentit sa douleur. Vers le soir, éruption cutanée de plaques rougeâtres, dures, excessivement douloureuses, sur tous les membres, principalement autour des articulations dans le sens de l'extension et à la figure, sur le front.

Dans la nuit du 4 au 5 mai, nouveau délire, le malade, très fort, résistant à son cousin et à son frère qui veulent le forcer à rester au lit, se lève et marche dans la chambre.

Le 5. — Entrée à l'hôpital. Les nodosités, d'un rouge violacé, sont toujours excessivement douloureuses ; au pincement, les muscles sont très douloureux aussi ; pourtant les articulations, légèrement empâtées, peuvent, malgré une légère douleur, être fléchies. La température, prise à 10 heures, est de 38°,7.

Le malade est soumis au régime lacté. M. Siredey fait donner 5 grammes de salicylate de soude. La température, prise à 5 heures, est de 40°,3.

Nuit moins agitée ; le délire persiste cependant. Le malade n'essaie pas de se lever.

Le 6. — Température : 38°, prise à dix heures du matin. Nouvelle administration de salicylate. Le soir, la température est de 39°,8. La nuit est meilleure, bien que le délire continue encore ; pourtant le malade a reposé.

Le 7. — La température au matin est de 38°. Les nodosités sont moins douloureuses, les articulations ne sont plus le siège d'aucun empâtement ; la couleur des taches est moins livide. La température au soir est de 39°.

Enfin, sous l'influence du salicylate et du régime lacté, longtemps continués, le malade guérit en 12 jours.

Ce qu'il faut aussi noter dans cette observation, c'est la fièvre extrême, le délire extraordinaire qu'a présentés le malade. Il a dû certainement ces complications à son état d'alcoolisme, car, ainsi que l'a fait remarquer M. Besnier, citant Trousseau, « le rhumatisme articulaire le plus intense par la fièvre et la douleur ne provoquant habituellement ni somnolence, ni délire, ni phénomènes ataxiques, et tous ces accidents apparaissent dans des cas moins graves à tous égards, pour peu que le sujet soit prédisposé aux troubles du système nerveux par une circonstance individuelle ou par un état pathologique acquis. » L'état pathologique acquis, chez notre individu, était l'alcoolisme.

Observation III

Attaque de goutte à la suite d'ivresse, chez un ouvrier, âgé de 22 ans. Observation prise par l'auteur dans le service de M. Siredey, à l'hôpital Lariboisière.

Buchin Charles, emballeur, âgé de 22 ans, est entré dans le service de M. Siredey, salle Saint-Jérôme, le 19 mars 1884.

Son père, âgé de 48 ans, employé comptable, est franchement goutteux. Mère morte à la suite d'une fièvre typhoïde.

Pour lui, il est d'une bonne santé habituelle, malgré le retour périodique de migraines qui le font horriblement souffrir ; étant jeune, épistaxis fréquentes. A été exempt du service militaire pour myopie ; ni obésité, ni calvitie commençante ; pas d'attaque antérieure de rhumatisme. Mais le malade boit ; il affirme ne jamais boire d'alcool ; il prend, dit-il, entre ses repas, sept ou huit verres de vin. Il s'enivre rarement, mais cela lui arrive. Le 17 mars, samedi de quinzaine, ayant bu beaucoup plus que d'habitude, mais sachant encore se diriger, dit-il, le malade est rentré chez lui, le soir, à 10 heures. A deux heures du matin, il est réveillé par une douleur horrible qui le tient au gros orteil gauche. Il essaie d'empoigner son pied pour se frictionner, il verse dessus un peu d'alcool camphré ; les souffrances augmentent, et ne cessent qu'au matin. La journée est bonne, mais il n'a pu se lever. La nuit suivante, nouvelles douleurs, cessant encore au matin. Le malade entre à l'hôpital. Le gros orteil est rouge, gonflé, la moindre pression occasionne une douleur très vive, le frôlement seul des draps lui est insupportable.

Aucune blennorrhagie antérieure ni actuelle pouvant faire croire à une arthrite blennorrhagique.

Du reste, la goutte du père explique suffisamment celle du fils.

Remarque. — Peut-on croire ici à une simple coïncidence ? Nous ne le croyons pas, pas plus que dans l'observation précédente. Cet homme, comme le précédent, était un arthritique ; il était sujet à avoir un jour ou l'autre des accidents dépendant soit de la goutte, soit du rhumatisme, mais nous croyons pouvoir affirmer que, chez tous deux, l'ivresse a été la cause occasionnelle, et c'est tout ce que nous voulons prouver.

Observation IV

Attaque de rhumatisme articulaire aigu généralisé, à la suite d'ivresse. Observation prise par l'auteur dans le service de M. Desnos, à l'hôpital de la Charité.

Gerdet, Paul, âgé de 27 ans, charcutier, est entré dans le service de M. Desnos, à la Charité, le 26 février 1885.

Ce garçon est grand, a l'aspect d'un homme vigoureux ; un peu trop d'embonpoint. Calvitie commençante. Visage fleuri des hommes de sa profession.

Père mort d'accident. Mère morte d'une maladie de cœur. Sa mère avait eu plusieurs attaques de rhumatisme articulaire et avait souffert d'une sciatique très douloureuse, pendant les dernières années de sa vie.

Pour lui, il a déjà eu, à l'âge de 11 ans et à 17 ans, deux attaques de rhumatisme articulaire aigu généralisé. A sa deuxième attaque, soigné à Beaujon, il se souvient bien que le médecin lui a recommandé de ne pas faire un travail trop pénible, parce que son cœur était malade. Cette recommandation ne l'empêcha pas de reprendre son métier de garçon charcutier ; il éprouva, il est vrai, assez souvent des palpitations, mais il ne fut jamais obligé de cesser son travail. Difficulté manifeste pour supporter toute boisson alcoolique ; mis à l'aise pour parler franc, il déclare qu'il veut souvent faire comme les autres, boire, mais il ne peut. Après le moindre excès, il est malade.

Souffle double d'insuffisance et de rétrécissement aortique.

Le 25 février. — « Il a fait le conscrit » avec son jeune frère, il s'est enivré ; le jour même, au soir, il fut pris de fièvre, ses articulations étaient douloureuses, il ne pouvait faire aucun mouvement. Instruit par les attaques précédentes, il s'est fait de suite amener à la consultation de la Charité.

Nous n'insistons pas davantage, sur le tableau de sa fièvre rhumatismale ; cet homme fut assez rapidement guéri. Salicylate de soude à

4 gr. par jour; lait, régime sévère; ouate laudanisée, ce fut sa seule médication.

Ici encore, croyons-nous à une évidence? Le doute ne nous semble guère possible; si cet homme ne se fût pas enivré, il aurait pu avoir plus tard, quelques jours peut-être après, une fièvre rhumatismale avec douleur dans les articulations; mais nous restons persuadé que l'ivresse a précipité tout au moins cette fièvre, si elle ne l'a réellement produite d'emblée.

Observation V

Hémorrhoïdes donnant lieu tout à coup, chez un jeune homme, à une très grande perte de sang, mettant la vie en danger, à la suite d'ivresse.

Le 13 août 1885, le nommé Vigneron Jules, âgé de 34 ans, ébéniste, est entré à la Charité, service de M. Desnos, salle Saint-Félix, n° 21.

Père mort à 55 ans, paralysé; mère morte d'un cancer du sein.

Pour lui, il a toujours été gros, sanguin; réformé pour obésité. Malgré son embonpoint, plutôt à cause de son embonpoint, il dit n'avoir jamais été fort.

Hémorrhoïdes depuis l'âge de 27 ans.

Il a eu à cinq reprises des coliques hépatiques revenant tous les sept ou huit mois. Ces coliques ont cessé depuis deux ans. Congestion après les repas, même après le moindre verre d'eau-de-vie. Le malade a toujours été d'un caractère très irascible.

Malgré sa difficulté pour supporter les boissons alcooliques, jusqu'à l'âge de 30 ans le malade a été très buveur; gastrite à cette époque qui l'a obligé à entrer à Lariboisière dans le service de M. Fernet. Guérison au bout de deux mois de régime lacté.

Depuis cette époque, il a eu assez de force de caractère pour ne boire presque plus. Pendant ces quatre années, sa santé fut excellente.

Il y a un mois et demi, devenu commis-voyageur de sa maison, il a repris ses anciennes habitudes. Le 11 août, après un excès plus fort, après un repas où il avait mangé et bu surtout d'une façon exagérée, ses hémorrhoïdes qui jusque là n'avaient donné lieu qu'à des pertes de sang peu fortes, plutôt salutaires, coulèrent au moment où il faisait des efforts pour déféquer, avec tant d'abondance qu'il eut une syncope. Trouvé dans cet état par un de ses camarades qui, pris d'inquiétude, l'était allé chercher au cabinet après une demi-heure, il fut transporté dans son lit. L'hémorrhagie s'était arrêtée.

Le lendemain, 12 août. — Nouvelle hémorrhagie, nouvelle syncope. Mais l'affaiblissement du malade était si grand qu'on dut l'amener à l'hôpital.

Ici encore, nouvelle hémorrhagie. Injections répétées d'ergotine d'Yvon. Sachets de glace sur l'anus, etc. Les hémorrhagies s'arrêtèrent; au bout de huit jours, le malade réclame sa sortie. Mais il est est encore très pâle, très anémié.

Remarque. — Voilà un malade franchement rhumatisant, de par son obésité précoce, de par ses migraines, de par ses congestions faciles, de par ses colliques hépatiques, et son arthritisme est entouré de tout le cortège des accidents inhérents à la diathèse. Eh bien ! tant que ce malade reste sobre, il se porte bien ; qu'il boive des liqueurs alcooliques, il est puni aussitôt. Qu'il s'enivre, il est sur le champ en danger de mort. Nous ne voyons, pas plus là que dans les observations précédentes, une simple coïncidence ; si cet homme n'avait pas repris ses habitudes alcooliques, si un jour il n'avait pas bu beaucoup plus qu'à l'ordinaire, nous sommes persuadé qu'il n'aurait pas eu une hémorrhagie hémorroïdienne d'une telle gravité.

Observation VI

Eczéma suintant généralisé à la suite d'excès alcooliques. Observation prise dans les cliniques de M. Bazin, recueillies par M. Besnier.

Louis M..., âgé de 62 ans, commis aux écritures, entre le 5 mai 1865 au pavillon Saint-Mathieu, n° 11.

Le père du malade, d'une constitution sèche et très impressionnable, serait sujet à des éruptions d'urticaire. La mère est bien portante et d'un tempérament sanguin prononcé.

Pour lui, il est d'un tempérament sanguin très accusé et présente un embonpoint modéré. Sa santé aurait toujours été satisfaisante : aucune douleur rhumatismale, pas d'hémorrhoïdes ; impressionabilité très grande ; des inquiétudes sur sa position l'ont conduit depuis six mois à des excès alcooliques fréquemment répétés ; *aucune éruption antérieure.*

L'éruption actuelle occupe aujourd'hui toute la surface du corps, aussi bien les plis des jarrets et des saignées que la face externe des membres et le tronc lui-même.

Elle a débuté il y a trois mois, à la suite, dit le malade, d'un excès plus fort que les autres, par le cou, et de là a gagné la face et le tronc ; elle occuperait les jarrets et les membres inférieurs depuis six semaines ; elle ne siégerait sur les membres supérieurs que depuis trois semaines.

Toutes les parties affectées sont recouvertes de placards nummulaires plus ou moins étendus et adossés les uns aux autres, laissant entr'eux quelques surfaces de peau saine sur lesquelles ils tranchent nettement. Ces placards présentent une coloration rouge-vineuse intense, un suintement léger et une exfoliation peu abondante. On retrouve à leur surface de nombreuses excoriations superficielles et linéaires produites par le malade. Ils sont, en effet, le siège de démangeaisons très vives, qui le portent à se livrer à des grattages répétés.

Pas de symptômes généraux.

Traitement. — Tisane de pensées sauvages, purgatifs répétés, solution d'arséniate d'ammoniaque, bains amidonnés, poudre d'amidon.

15 juin. — Aucune amélioration n'est survenue sous l'influence du traitement arsenical : loin de là, il y a plutôt une exagération dans la poussée eczémateuse, bien que la médication ait été maintenue avec prudence. De plus, apparaissent sur la cuisse gauche un anthrax assez volumineux et deux ou trois ecthymas sur les épaules.

Chicorée bicarbonatée, sirop alcalin ; bains amidonnés, purgatifs légers.

27 juin. — Amélioration sensible ; la rougeur générale a notablement diminué, les démangeaisons sont beaucoup moins vives.

27 juillet. — Le malade sort complètement guéri.

Remarque. — Nous avons tenu à donner une observation de l'accident cutané survenu chez un arthritique à la suite d'ivresse, bien que nous n'ayons consacré aucun chapitre spécial à l'influence de l'alcool sur les maladies de la peau en rapport avec l'arthritisme.

Ce serait pourtant là un sujet très intéressant, mais le cadre de notre thèse est déjà bien assez vaste. Pourtant nous croyons pouvoir y insister en quelques lignes à propos de l'observation que nous venons de citer. L'alcool exerce l'influence la plus fâcheuse sur toutes les maladies de la peau, sur celles relevant de l'arthritisme principalement.

« Parmi les causes capables de provoquer l'apparition de l'eczéma, dit Bazin, nous citerons les vésicatoires, les moxas, les piqûres de sangsues, le froid, la fatigue, les excès de boissons alcooliques surtout, etc., une nourriture trop excitante, etc. » De plus, dans le chapitre qu'il consacre à l'étiologie de l'arthritis : « L'alimentation a aussi une influence considérable sur le développement des manifestations de l'arthritis. Un régime exclusivement azoté, l'usage de vins généreux et de boissons alcooliques provoquent l'apparition des éruptions cutanées ; vous savez également que ce sont là les causes ordinaires de l'apparition des accès de goutte, cette autre expression de l'arthritis parallèle au rhumatisme. Dans l'herpétis, si le régime azoté parait pour ainsi dire indifférent, il n'en est pas de même de l'usage des boissons alcooliques, qui entraîne souvent l'apparition des éruptions herpétiques ». (Bazin, leçons recueillies par M. Besnier).

Un des médecins qui dans son service s'attache le plus à démontrer cette influence fâcheuse de l'alcool sur les maladies cutanées arthritiques est, sans contredit, M. Laillier. Pendant les six mois que nous avons passés auprès de lui à l'hôpital Saint-Louis, il nous a été donné de voir avec ce maître distingué une foule de malades chez lesquels cette influence néfaste de l'alcool se faisait sentir d'une façon manifeste. Notre ami Gilly, interne de M. Laillier pendant l'année 1885, nous dit que M. Laillier interroge plus que jamais ses malades à ce sujet. Boivent-ils de l'alcool ou des boissons alcooliques ?

Par rapport aux accidents cutanés de l'arthritisme, l'alcool nous paraît, ou bien : les faire naître à l'état aigu, d'emblée ainsi que nous le voyons dans l'observation de Bazin que nous avons consignée, ou les précipiter, c'est-àdire les rappeler plus fréquemment lorsqu'il s'agit, par exemple, d'éruptions s'étant montrées jusque là pendant plusieurs années à des intervalles périodiques, ou bien les rendre plus tenaces, plus rebelles lorsqu'elles existent déjà.

TROISIÈME PARTIE

Quelques considérations sur l'alcoolisme considéré dans ses rapports avec l'arthritisme

AVANT-PROPOS

Nous disons bien : quelques considérations, et c'est bien là en effet que s'arrête notre prétention. Notre titre, sans ce correctif, promettrait beaucoup plus que nous ne pouvons tenir.

Nous voyons deux diathèses en présence : l'alcoolisme et l'arthritisme. Ces deux diathèses présentent beaucoup de points communs; disons-le franchement, bien que ces idées puissent ne pas être acceptées de tous, elles semblent confondues bien souvent chez le même individu, sans qu'on puisse dire à laquelle plus particulièrement tel ou tel accident morbide peut appartenir. Tout au moins, les accidents qu'elles engendrent, les signes qui les révèlent sont si fréquemment de même nature, que réunies, elles se superposent, s'aiguisent et augmentent mutuellement leur influence.

Les points que nous chercherons à mettre en lumière et à chacun desquels nous consacrerons un chapitre spécial sont ceux-ci :

1° L'alcoolisme contribue à produire l'arthritisme ; réciproquement, l'arthritisme favorise l'alcoolisme, ou plus simplement, l'arthritique devient facilement alcoolique ;

2° Alcoolisme et arthritisme impriment sur l'individu un cachet extérieur, une étiquette semblable ;

3° Le lien anatomo-pathologique réunissant l'alcoolisme et l'arthritisme, est l'artério-sclérose.

CHAPITRE I

L'ALCOOLISME ET L'ARTHRITISME S'APPELLENT MUTUELLEMENT CHEZ LE MÊME INDIVIDU

« Quelque étendue, dit M. Besnier (Art. rhumatisme, Dic. Dechambre), que l'alcoolisme ait réclamé dans la pathologie moderne, nous ne voyons point qu'il ait élevé aucune prétention au domaine du rhumatisme articulaire aigu ou chronique, articulaire ou abarticulaire. Cela est assurément juste, au moins au point de vue direct, mais non à titre indirect, car l'abus des spiritueux est incontestablement au nombre des causes dépressives qui placent l'individu ou sa descendance dans les conditions propres au développement des diathèses. De plus, la condition d'alcoolique est certainement défavorable dans le rhumatisme à l'égal des autres affections aiguës, elle prédispose le sujet à conserver d'une manière plus intime la trace des localisations viscérales de la maladie, et elle est une cause excitante non moins positive du développement des accidents cérébraux. D'une manière générale, on peut dire que les rapports de l'alcoolisme avec les diverses manifestations de la diathèse rhumatismale n'ont pas été examinés avec assez de soin et réclament une étude d'ensemble. »

Nous ne saurions nous appuyer sur une autorité plus compétente en pareille matière. D'après M. Besnier, le rhumatisme lui-même peut donc être engendré ou plutôt favorisé par l'alcoolisme.

Est-il nécessaire de beaucoup insister pour établir l'influence de l'alcoolisme sur la seconde branche de l'arthritisme, la goutte? M. Dujardin-Beaumetz, dans son *Traité de thérapeutique* donnant le traitement hygiénique de la goutte, s'exprime ainsi : « Vous devrez surveiller avec attention l'alimentation de vos goutteux et la proportionner à leur travail musculaire. Votre attention sera appelée, non seulement sur les aliments solides, mais encore sur leurs boissons, les excès alcooliques ayant une importance capitale dans la production de la goutte. Depuis longtemps, en effet, on a signalé l'influence de la nature des boissons sur le développement de cette maladie. » « Les vins trop alcooliques ou bien encore les bières trop fortes doivent être entièrement proscrits. Enfin, l'accord est unanime pour proscrire les alcools proprement dits et les liqueurs. Rabuteau a même soutenu que l'alcool dans le sang précipitait l'acide urique. » La goutte acquise n'est-elle pas le résultat de l'abus des boissons alcooliques? Certes, nous ne nions point que la bonne chère, certains aliments en particulier, n'entrent pour une grande part dans sa production; que l'état sédentaire, une prédisposition particulière de l'individu, ne soient trés utiles à son développement; mais nous affirmons, soutenu par l'autorité de tous nos maîtres, que l'abus des liqueurs alcooliques domine la pathogénie de la goutte.

Nous avons ajouté que l'arthritisme, à son tour, modifiait la production de l'alcoolisme, ou plus simplement, avons-nous dit : l'arthritique devient facilement, plus facilement que tout autre individu, alcoolique.

D'abord, l'arthritique a trop souvent un goût prononcé pour l'alcool. Il est, plus fréquemment que tout autre, fils d'un père ou d'une mère qui lui ont légué leur penchant pour la bonne chère, pour le vin, les liqueurs fortes. Qui n'a pas remarqué combien certains enfants de 10, 12, 15 ans, fils de goutteux, déjà en puissance d'arthritisme eux-mêmes, d'une obésité précoce, ayant des épistaxis quotidiennes (ces hémorrhoïdes des tout jeunes), des migraines, sont poussés à manger, à boire d'une façon exagérée ?

On leur prédit la goutte ; on leur enjoint de boire, de manger d'une façon tout à fait modérée ; on leur interdit le vin, les liqueurs, certains aliments, en leur promettant qu'ainsi peut-être ils échapperont à la goutte, aux accidents du rhumatisme, qu'en tout cas ces accidents seront plus bénins ; on leur montre combien ces accidents sont ennuyeux, redoutables quelquefois, combien la vie agréable est incompatible avec de pareils compagnons. Ils le comprennent, obéissent quelquefois pendant quelques jours, quelques semaines même, quelquefois aussi, plus rarement, obéissent complètement, mais le plus souvent n'écoutent rien et continuent leur régime. Enfin, c'est une chose connue que tout goutteux est un gourmand aimant le bon vin. Souvent c'est cette gourmandise qui l'a fait goutteux ; souvent aussi on croirait qu'il est gourmand parce qu'il est goutteux.

Les goutteux sont donc plus portés que les autres à boire de l'alcool, et ce sont précisément eux qui le supportent le moins facilement. Ils deviendront par conséquent plus facilement alcooliques. « Le véritable alcoolique, dit Lasègue, c'est celui qui ne supporte pas l'alcool. »

En résumé, on peut dire que les deux diathèses se prêtent un mutuel concours, l'alcoolisme favorise l'arthritisme, et l'athritisme favorise l'alcoolisme.

CHAPITRE II

ALCOOLISME ET ARTHRITISME IMPRIMENT SUR L'INDIVIDU UN CACHET EXTÉRIEUR, UNE ÉTIQUETTE SEMBLABLE

L'obésité, la couperose, voilà les deux marques extérieures de l'alcoolique et de l'arthritique. Nous consacrons un paragraphe particulier à l'une et à l'autre.

1° *L'obésité.* — C'est une des manifestations les plus importantes et les plus fréquentes de l'arthritisme. Bazin, Trousseau, Sydenham, tous les auteurs qui ont écrit sur la goutte, sur l'arthritisme, l'ont noté.

« Les principaux traits, dit Bazin, de la constitution arthritique sont les suivants : le tempérament est sanguin et surtout lymphatico-sanguin ; le facies est coloré et généralement garni d'une barbe bien fournie ; les yeux s'injectent avec la plus grande facilité. Le système musculaire est notablement développé, et il y a une tendance très-marquée à l'embonpoint, et même à l'obésité. »

Cette obésité apparaît chez le descendant du goutteux dès sa plus tendre enfance ; c'est un signe de famille. Le petit garçon, la petite fille que nous voyons dans la rue, dans les squares avec un embonpoint exagéré, une face enluminée, des mollets d'une rondeur, d'une circonférence disproportionnée avec leur âge, sont presqu'à coup sûr des enfants d'arthritiques. Plus tard cette obésité deviendra presqu'une difformité, une infirmité, et cela souvent malgré toute l'hygiène appropriée, malgré les exercices du corps les plus violents, la gymnastique la plus assidue, malgré l'alimentation la mieux choisie et la plus restreinte. L'attaque de goutte, de rhumatisme ne tardera pas souvent à venir témoigner de la nature arthritique de l'individu, et on ne devra pas voir là une simple coïncidence. C'est à ces natures qu'il faut interdire l'alcool ; l'alcool en effet est un aliment d'épargne, un anti-déperditeur ; laissez-le absorber par les obèses, il ne pourra qu'accroître leur obésité, et cela d'autant plus qu'en raison de leur obésité ces individus sont moins actifs, qu'ils brûlent moins leur alcool. Mais seul, l'alcool ne suffit-il déjà pas largement à produire l'obésité ?

Pourquoi le cocher est-il si gras, si dodu, si rose, si replet ? Le peu d'exercice qu'il prend sur son siège en est bien un peu la cause, mais ne doit pas être seul incriminé.

Pourquoi le cuisinier a-t-il cette face si enluminée, ce ventre si rebondi ? Il ne mange pas de sa cuisine. Les vapeurs qui s'exhalent de ses sauces ont-elles produit ce phénomène ? Pourquoi le boucher, le charcutier ont-ils ce teint si frais ? Est-ce l'état sédentaire ? Et le marchand et la marchande des quatre saisons ? Ceux-là ne prennent-ils pas assez d'exercice, ces gens exposés à toutes les intempéries des saisons, marchant une grande partie de la journée, travaillant une partie de la nuit, connaissant au plus cinq heures par jour de sommeil ?

Et le commis-voyageur ? Et le marchand de vins ? Et le cantinier et la cantinière ? Et la fille de joie ? Est-ce chez elle encore le manque d'exercice. Pendant une année d'internat dans le service des vénériennes à Saint-Lazare, nous avons été toujours étonné de l'embonpoint exagéré de ces femmes. A 28, à 30, 35 ans, ces femmes, malgré dix, quinze ans passés à vivre sans le sommeil réparateur de la nuit, malgré les excès de coït, malgré la syphilis, les blennorrhagies, les métrites, les métro-péritonites, les péritonites, malgré une tuberculisation au début, paraissaient fraîches encore, vigoureuses à cause de leur masque d'embonpoint. Cet embonpoint souvent était tel qu'il les gênait; elles demandaient un traitement pour le faire diminuer; elles recouraient au vinaigre qui dans ce milieu passe généralement pour faire maigrir. Interrogées, elles avouaient leurs habitudes alcooliques, et lorsqu'on leur représentait que ce devait être là, la vraie cause de leur graisse, elles hochaient la tête, incrédules, et comme elles avaient presque toutes eu la vérole elles accusaient l'iodure de potassium et le mercure. Nous avons toujours cru que l'iodure faisait maigrir, nous ne croyons pas que le mercure engraisse davantage.

Mais nous avons d'autres exemples de cette action de l'alcool sur la nutrition des individus. En thérapeutique, journellement il est employé dans toutes les maladies dont le résultat est d'amener un amaigrissement rapide de l'individu, dans la fièvre typhoïde, en particulier, soit sous forme de grogs, soit sous forme de limonade vineuse, de vin de Malaga, de potions de Todd, et il n'est pas un médecin qui ne l'administre et se flatte d'avoir, par lui, obtenu des résultats remarquables.

L'alcool, chez les typhiques, a une action telle que nous avons vu un grand nombre de ceux-ci qui après en avoir absorbé une quantité assez considérable, sortaient de leur maladie presque sans avoir maigri, et l'on sait pourtant quel amaigrissement rapide produit la fièvre typhoïde.

Cette action de l'alcool sur la production du tissu adipeux est indubitable.

Pour finir, nous dirons donc : alcoolisme et arthritisme, chacun à part, produisent l'obésité. En les surajoutant l'un à l'autre, on ne pourra qu'accroître l'obésité des individus en puissance des deux diathèses.

2° *La couperose.* — Etiquette de l'alcoolique ! Etiquette de l'arthritique ! Que l'individu soit à la fois alcoolique et arthritique, l'étiquette sera plus facile à lire, mieux imprimée, voilà en substance tout ce que nous voulons exprimer.

Est-il nécessaire d'insister beaucoup pour prouver que la couperose est l'apanage de l'alcoolisme ? Cette trogne enluminée de l'alcoolique est classique et point n'est besoin d'être médecin pour la reconnaître. Mais ce qu'il importe au médecin de savoir, c'est que l'alcoolisme n'est pas seul à produire ce symptôme. On peut avoir de la couperose sans être alcoolique. Alors qu'est-on ? Arthritique.

Les lésions des veines dans l'arthritisme ont été bien moins étudiées que celles des artères. Sur ces dernières on est en train de tout dire et de tout écrire ; quant à ce qui regarde les veines, on sait et on semble s'y tenir, que les arthritiques ont fréquemment des hémorrhoïdes, quelquefois des varices, qu'ils sont sujets à des épistaxis. On n'a peut-être pas assez insisté sur les dilatations des veines de la face. Ces dilatations existent surtout au niveau des ailes du nez, des régions malaires. « Tantôt, dit M. Besnier, (Dict. Dechambre, art. *Rhumatisme*), ce sont des varices proprement dites ; tantôt des varicosités capillaires disposées en faisceaux irréguliers, sur les membres inférieurs ; cette altération, souvent très accentuée, quoique légère, demande à être examinée avec attention ; on la voit, dans ces circonstances, coïncider fréquemment avec des affections rhumatismales de la peau, qui se développent parfois de préférence à leur niveau. A la face, les varicosités peuvent exister avec ou sans lésions couperosiques, mais quand celles-ci existent, la dilatation des veinules est constante ; beaucoup de rhumatisants n'ont pas de varicosités nasales, mais lorsque celles-ci existent, elles constituent un bon signe indicateur de la maladie rhumatismale constitutionnelle, qu'il ne faut pas négliger. »

Le médecin doit connaître ce signe de l'arthritisme et ne pas s'exposer à aller poser dès l'abord à des personnes couperosées et très sobres des questions qu'elles ne manqueront pas de regarder comme peu délicates. Qu'aux yeux des gens du monde ces personnes puissent passer pour se livrer aux boissons alcooliques, cela les chagrine déjà bien assez ! Ce malheureux qui porte l'étiquette de l'ivrogne sans avoir rien fait pour le devenir saura grand gré au médecin de lui éviter une nouvelle protestation de sobriété, et si vous n'arrivez pas à le guérir, sa confiance vous sera tout au moins assurée lorsque vous lui aurez demandé s'il n'est pas rhumatisant, s'il n'a pas d'autres accidents de l'arthritisme, s'il n'a pas de migraines, d'hémorrhoïdes, si dans sa famille il n'y a pas des arthritiques.

Nous insistons beaucoup sur ce tact du médecin qui, ici plus que partout ailleurs est exposé à perdre la confiance de ses malades. Aucun signe de son affection ne chagrine en effet l'arthritique autant que la couperose ; il va consulter tous les médecins qu'on lui indique, il se soumet à toutes sortes de traitements et en général il est très sobre, d'abord parce qu'il sait que la sobriété lui est nécessaire, sous peine de voir augmenter ses dilatations variqueuses, et aussi parce qu'il ne redoute rien autant qu'être accusé d'ivrognerie.

Il arrive pourtant que ces considérations ne suffisent pas à retenir certains individus ; alors la couperose fait de rapides progrès, elle gagne rapidement presque tout le visage. Témoin, l'observation suivante :

Acné. — Couperose chez un arthritique atteint de gastrite alcoolique. Observation prise par l'auteur dans le service de M. Desnos à l'hôpital de la Charité.

Le 6 août, est entré à la Charité, service de M. Desnos, salle Saint-Félix, le nommé D..., âgé de 28 ans, lamineur, né à Paris.

Père mort à la suite d'un accident ; la mère, vivante, est très sobre et est couperosée ; depuis cinq ans elle ne peut travailler à cause d'une maladie de cœur, suite de plusieurs attaques de rhumatisme. Elle a aussi presque constamment un eczéma à la jambe droite.

Pour lui, en 1870, il a eu la fièvre typhoïde.

Il a été bien portant jusqu'en 1880. A cette époque il a eu la syphilis et a été atteint assez légèrement jusqu'ici, malgré qu'il ne se soit pas soigné. En 1881, première attaque de rhumatisme articulaire aigu généralisé ; en 1883, attaque semblable. Pourtant aucun souffle au cœur, indice d'une insuffisance fonctionnelle. Dès l'âge de 18 ans, le malade a bu d'une façon exagérée ; c'est aussi à partir de cet âge que la couperose qui avait commencé à apparaître à 15 ans, très légère alors, s'est accrue progressivement. Depuis deux ou trois ans, dit-il, je bois environ 4 litres de vin, soit aux repas, soit dans leur intervalle. Il ne mange presque plus depuis six mois ; du reste, il ne peut presque plus supporter de nourriture. Depuis un mois surtout, il vomit tout ce qu'il prend.

A ce régime, le malade s'est considérablement affaibli, bien qu'il n'ait jamais été fort, il pouvait faire son travail, mais aujourd'hui il en est presque complètement empêché. Pendant deux jours, il y a quinze jours, il a été en proie à du délire alcoolique dans lequel il voyait des petits bonshommes tendre des fils télégraphiques tout autour de sa chambre et de son lit. Pituite le matin. Tremblements des mains, faiblesse musculaire des membres inférieurs lorsqu'il est à jeun, etc. La couperose a envahi la plus grande partie de la figure ; sur le front, sur le cou, se sont développés de nombreux boutons d'acné. De plus, psoriasis aux coudes et aux genoux.

Traitement. — Régime lacté et eau de Vichy. Solution d'arséniate de soude. Purgatifs légers répétés.

Au bout de six semaines, le malade peut manger des œufs, de la viande crue ; les boutons d'acné ont disparu ; les forces sont un peu rétablies ; l'amaigrissement a diminué. Mais la couperose n'a pas bougé, restant comme témoignage de l'arthritisme et de l'alcoolisme.

Remarque. — Voilà un individu bien franchement arthritique ; sa mère, rhumatisante, eczémateuse, ses propres attaques de rhumatisme, sa couperose débutant à l'âge de 15 ans, alors qu'il était forcément sobre, les plaques de psoriasis qu'il présente aux coudes et aux genoux, tout cela montre bien sa nature arthritique. Il est aussi alcoolique franchement avoué.

Eh bien ! quand sa couperose augmente-t-elle, s'étend-elle ? C'est à partir du jour où, bon ouvrier, il gagne assez d'argent pour boire, où il boit.

Chez lui, l'alcoolisme et l'arthritisme se sont superposés. L'alcoolisme est venu imprimer davantage l'étiquette de l'arthritisme : la couperose. Si cet individu n'eût été qu'arthritique, il eût été couperosé.

S'il n'eût été qu'alcoolique, il l'eût été aussi.

Etant l'un et l'autre, sa couperose est plus étendue.

CHAPITRE III

L'ALCOOLISME ET L'ARTHRITISME ONT COMME ABOUTISSANT COMMUN : *l'artério-sclérose.*

Bien qu'actuellement le dernier mot ne soit pas encore dit sur l'artério-sclérose et son étiologie, faisant un rapprochement de l'alcoolisme et de l'arthritisme, nous ne saurions passer sous silence le plus puissant lien qui les réunit, le plus net, le lien anatomo-pathologique : l'artério-sclérose.

L'alcoolisme produit l'artério-sclérose ; l'arthritisme la produit aussi. L'un et l'autre surajoutés le produisent plus rapidement, plus sûrement.

Tout le monde est unanime à reconnaître l'arthritisme comme générateur de l'artério-sclérose ; un seul des auteurs, un des plus compétents et par les nombreux travaux qu'il a consacrés à cette question et par la manière élevée de l'envisager, M. Lancereaux, refuse en grande partie à l'alcoolisme son influence sur la production de l'artério-sclérose.

« L'alcool, dit-il, est généralement considéré comme une cause de l'athérome artériel, et par cela même de l'endartérite ; je dois dire cependant que les recherches auxquelles je me suis livré à cet égard n'ont pas confirmé cette opinion. Effectivement, à part un certain nombre de cas de phlegmasie localisée de l'artère pulmonaire et de l'aorte, je n'ai guère observé, dans plus de trois cents autopsies d'individus alcoolisés, que des dégénérescences graisseuses des artères. Ces dégénérescences qui sont un effet commun de l'alcoolisme, se manifestent sous forme de plaques jaunes, lisses, peu saillantes et peu étendues, ayant leur siège dans l'aorte, l'artère pulmonaire, la valvule mitrale et aussi dans de plus petites artères. C'est cette lésion, sans aucun doute, que plusieurs auteurs, et Magnus Hüs en particulier, signalent dans leurs écrits et attribuent à l'alcoolisme. »

M. Lancereaux lui-même ne refuse donc pas complètement à l'alcoolisme son influence dans l'étiologie de l'athérome. Son maître, M. Noël Guéneau de Mussy, affirme l'avoir fréquemment rencontré chez les alcooliques, et ce témoignage semble empêcher M. Lancereaux de nier complètement l'influence de l'alcoolisme sur l'artério-sclérose.

La raison invoquée par M. Lancereaux, qui l'empêche d'être de l'avis de tous, c'est qu'il n'a que fort rarement vu l'athérome chez des alcooliques simplement alcooliques. Mais est-ce que de pareils sujets existent? Nous avons dit dès le début de notre thèse que l'alcoolisme, comme toute affection, du reste, était toujours enté sur un tempérament ; s'ensuit-il qu'on doive attribuer au tempérament seul les lésions pathologiques rencontrées chez l'individu alcoolique? Pour ce qui regarde tous les autres états pathologiques, quelle que soit la nature, quel que soit le tempérament de l'individu, M. Lancereaux, s'il a affaire à un alcoolique, sait bien donner à l'alcoolisme toute la part qui lui revient. Pourquoi la lui refuserait-il davantage dans la genèse de l'artério-sclérose? Et si l'individu est rhumatisant, arthritique, en même temps qu'alcoolique, pourquoi accorde-t-il tout au rhumatisme, à la goutte, et rien ou presque rien à l'alcoolisme?

Serait-ce cette objection, qu'il a déjà dû se poser à lui-même, qui fait dire à M. Lancereaux que les arthritiques ne deviennent jamais alcooliques, que la difficulté qu'ils éprouvent à supporter les boissons alcooliques garantit les arthritiques de l'alcoolisme? Nous avons déjà répondu à cette assertion.

Pour nous, nous croyons avec M. Guéneau de Mussy, avec M. Besnier, avec M. Rendu, avec tous nos maîtres que l'alcoolisme engendre l'athérome. « Cette rouille de la vie », comme dit M. Peter, dans sa magnifique *Clinique sur « l'Alcoolisme et ses méfaits »*, est produite par tout ce qui amène la sénilité, soit l'âge, soit le tempérament, soit les excès. Aucune habitude ne vieillit plus rapidement que l'habitude alcoolique. « L'alcoolisme chronique, dit encore M. Peter, n'est rien autre chose, en réalité, qu'une vieillesse prématurée. Le chemin de la vie a été rapidement parcouru, et les étapes y ont été les excès. »

L'arthritisme engendre l'athérome. Le dire ainsi, n'est-ce pas suffisant, tant les preuves abondent, tant les avis sont unanimes.

Mais nous voulons donner les observations d'individus en même temps arthritiques et alcooliques. Ce sera le corollaire de notre discussion : l'endartère se rouille d'autant plus rapidement que les deux grands facteurs de l'athérome se trouvent réunis.

Observation VII

Athérome. Bronchite. Emphysème. Néphrite interstitielle, chez un individu de 38 ans, rhumatisant et alcoolique. Observation prise par l'auteur, service de M. Desnos, à l'hôpital de la Charité.

Le 20 août 1885, entre, salle Saint-Félix, nº 6, le nommé D..., surveillant de collège, né à Rouen, âgé de 38 ans.

Mère morte de vieillesse à 90 ans ; père, très gros, très fort, mort à 50 ans, hydropique.

Pour lui, malgré qu'il soit très grand et très gros, il a toujours été faible. Il a eu à 16 et 22 ans, des attaques de rhumatisme articulaire aigu, sans lésion cardiaque, affirme-t-il. Enfant, il avait des saignements de nez, l'été surtout, 5 ou 6 par jour en moyenne. Fièvre typhoïde à 24 ans, pendant son service militaire ; depuis cette époque, a toujours bu exagérément, du vin, du cognac, de l'absinthe ; bien qu'au lendemain de chaque jour consacré très exclusivement à s'enivrer, il fût malade au point de rester au lit pendant deux ou trois jours, il recommençait, s'étant guéri, ne pouvant s'en empêcher. Au moment de quitter le régiment, il a dû entrer à l'hôpital pour une maladie de foie, et n'a pu partir que deux mois après ses camarades.

Libéré du service militaire, il est resté fidèle à ses habitudes alcooliques. A 32 ans, il affirme, pendant 6 mois, avoir été paralysé du côté droit, le médecin qui le soignait avait diagnostiqué une hémorrhagie cérébrale. Il ne lui reste rien de cette paralysie.

Aujourd'hui, tremblements alcooliques, marche indécise, bredouillement, rêves professionnels. Il rêve « que les gamins soumis à sa direction, versent des encriers sur son pantalon et sur une chemise achetés de la veille... On a découvert des bouteilles d'absinthe sous son matelas et il est renvoyé de la pension... » Cercle cornéen franchement accusé ; artères radiales athéromateuses. Très irritable, il s'emporte violemment ; il menace M. Desnos, qui ne lui donne pas assez à manger. A 38 ans, il en paraît avoir au moins 45.

Râles sibilants et ronflants dans toute l'étendue de la poitrine. Albumine dans l'urine en quantité assez considérable ; douleurs vives dans la région rénale. Bruit de galop. Le foie paraît, à la percussion, avoir des dimensions normales.

Traitement. — Régime lacté et eau de Vichy. Le malade sort au bout de deux mois, sur sa demande, sa bronchite complètement guérie. Le bruit de galop a disparu ; les douleurs de rein persistent toujours un peu, et avec elles un peu d'albumine dans les urines.

Remarque. — Mais ce qui reste toujours, c'est le cercle cornéen, c'est la vieillesse prématurée, ce sont les artères athéromateuses, c'est une santé minée qu'un rien, que le moindre accident viendra ébranler, malgré l'âge si jeune du malade, 38 ans. Cet homme, comme le dit M. Peter, est vieux par ses artères, et la vieillesse de ses artères, il la doit à l'arthritisme et à l'alcoolisme.

Observation VIII

Prise par l'auteur, service de M. Peter, à la Charité. — Endocardite rhumatismale avec cirrhose atrophique d'origine alcoolique.

C. Adrien, papetier, 56 ans, est entré dans le service de M. Peter le 5 mai 1885.

Père mort jeune de fièvre typhoïde. Mère morte d'une maladie de cœur. Très rhumatisante.

Pour lui, il a eu plusieurs attaques de rhumatisme articulaire. Congestion après les repas. Alcoolique, le malade, encore aujourd'hui, boit deux litres de vin par jour et cinq ou six petits verres ; mais il y a dix ans, dit-il : « trois litres de vin aux repas et une vingtaine de petits verres dans la journée ne lui faisaient pas peur. » Ce régime avait été régulièrement suivi depuis l'âge de 20 ans.

Le malade est grand, bien taillé, il a dû être très fort. Aujourd'hui, avec ses 56 ans, il paraît en avoir au moins 70. Visage amaigri, jaune. Cercle cornéen. Poitrine amaigrie comme chez les cirrhotiques. Ascite. Œdème rouge, dur, des jambes. Pouls petit, assez fréquent, régulier, 100 pulsations. Artères très-athéromateuses. Râles de bronchite aux poumons. A la palpation, impulsion assez vive du cœur dont la pointe soulève la paroi thoracique. Faux pas fréquents du cœur. La pointe est très-déviée à gauche, le cœur, soulevé par l'ascite, est presque transversal. Souffle très-dur au premier temps, région de l'aorte. Souffle aspiratif à la pointe. Aorte non dilatée, 0,04 centimètres. Donc, lésion mitrale, rétrécissement et insuffisance, double lésion aortique, mais plus intense.

Matité hépatique : 0,07 centimètres. Il est vrai, qu'après la ponction la matité pourra augmenter, le foie étant actuellement soulevé par l'ascite.

Appétit nul. Amaigrissement depuis un an. Le malade a déjà été ponctionné deux fois dans le service de M. Siredey, à Lariboisière, chez qui il était entré il y a 3 mois et où il était resté pendant six semaines.

Traitement. — Piqûres de morphine, une par jour. Les piqûres diminuent l'oppression (il y a longtemps que M. Peter a démontré l'action cupnéique de la morphine). Régime lacté, eau de Vichy. Ponction.

Au bout de 8 jours, le malade est certainement amélioré ; l'ascite est moins considérable ; l'appétit est un peu revenu ; les râles bronchiques ont diminué.

Remarque. — M. Peter, devant un malade aussi intéressant, a fait une leçon clinique. Il a montré à ses élèves le rhumatisme agissant sur le cœur, l'alcoolisme agissant sur le foie et produisant la cirrhose. Si M. Peter n'avait pas parlé devant les élèves aurait-il établi une division aussi nette, aussi tranchée ? Ne nous aurait-il pas montré cet homme, en bloc alcoolique et arthritique, vieilli par ses deux diathèses, son système artériel principalement, son endartère, touché par l'une et l'autre sans qu'on puisse dire de laquelle l'influence néfaste a été la plus considérable? Ne peut-on pas, en tout cas, affirmer que chez cet homme l'alcoolisme et la diathèse rhumatismale se sont superposés, s'aiguillonnant tous deux, se précipitant, produisant, en un mot les mêmes lésions, mais plus rapidement et plus profondément?

CONCLUSIONS

De notre essai sur l'action de l'alcool chez les arthritiques, nous croyons pouvoir conclure ce qui suit :

Première partie. — L'alcool, même à doses modérées, est difficilement supporté par les arthritiques. Ce qui est la dose permise pour les autres est, pour eux, la dose exagérée. Malgré la difficulté qu'ils éprouvent à le supporter, les arthritiques boivent presque tous de l'alcool ; ils deviennent plus facilement que les autres alcooliques.

Deuxième partie. — L'alcool, à dose immodérée, l'ivresse en un mot, chez les arthritiques, peut, ou bien :

1° Occasionner la mort (congestion cérébrale, hémorrhagie cérébrale, apoplexie pulmonaire) ;

2° Ou bien occasionner une lésion persistante (hémorrhagie cérébrale) ;

3° Ou bien déterminer une poussée aiguë de la diathèse arthritique, attaque de goutte, attaque de rhumatisme articulaire aigu, attaque d'érythème noueux, etc.

Troisième partie. — L'alcoolisme constitué est une disposition morbide ayant tous les attributs d'une diathèse. Cette diathèse a bien des points de contact, des points communs avec la diathèse arthritique :

1° L'alcoolisme contribue à produire l'arthritisme. Réciproquement, l'arthritisme favorise l'alcoolisme, ou plus simplement, l'arthritique devient facilement alcoolique ;

2° Alcoolisme et arthritisme impriment sur l'individu un

cachet extérieur, une étiquette semblables. Les points les plus saillants par lesquels se révèlent l'alcoolisme et la diathèse arthritique sont l'obésité et la couperose;

3° Le lien anatomo-pathologique réunissant l'alcoolisme et l'arthritisme est l'artério-sclérose.

BIBLIOGRAPHIE

Lancereaux. — Art. Alcoolisme, Dictionnaire Dechambre.
Lasègue. — Études médicales.
Peter. — Cliniques.
Besnier. — Art. Rhumatisme, Dictionnaire Dechambre.
Bazin. — Leçons cliniques recueillies par M. Besnier.
Rendu. — Art. Goutte, Dictionnaire Dechambre.
Trousseau. — Cliniques.
Dujardin-Beaumetz. — Leçons de clinique thérapeutique.
Sydenham. — Traité de la Goutte.

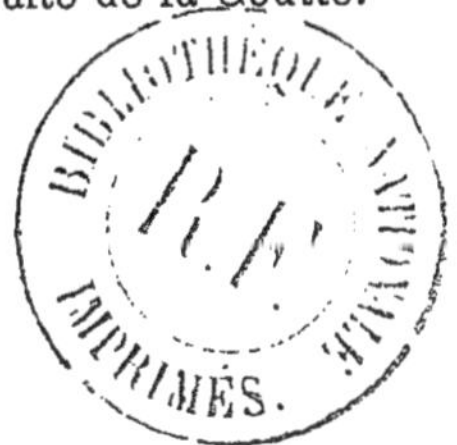

Imprimerie de l'Ouest, NÉZAN, Mayenne.

www.ingramcontent.com/pod-product-compliance
Ingram Content Group UK Ltd.
Pitfield, Milton Keynes, MK11 3LW, UK
UKHW021653260726
13994UKWH00003B/1447